Dr Eugène BESSE
ANCIEN EXTERNE DES HOPITAUX DE PARIS
MÉDAILLE DE BRONZE
DE L'ASSISTANCE PUBLIQUE

CONTRIBUTION A L'ÉTUDE
DE
L'INFLUENCE DE L'ÉRUPTION DENTAIRE
Sur la Croissance chez les Nourrissons

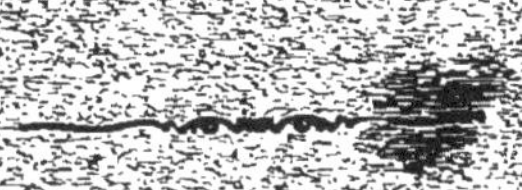

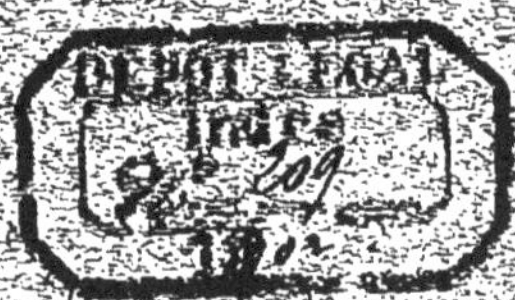

PARIS
Jules ROUSSET
36, Rue Serpente
1902

Dr Eugène BESSE
ANCIEN EXTERNE DES HÔPITAUX DE PARIS
MÉDAILLE DE BRONZE
DE L'ASSISTANCE PUBLIQUE

CONTRIBUTION A L'ÉTUDE

DE

L'INFLUENCE DE L'ÉRUPTION DENTAIRE

Sur la Croissance chez les Nourrissons

PARIS
Jules ROUSSET
36, Rue Serpente

1902

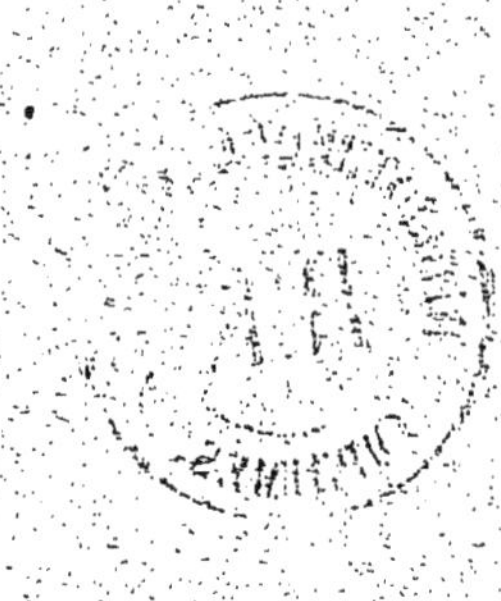

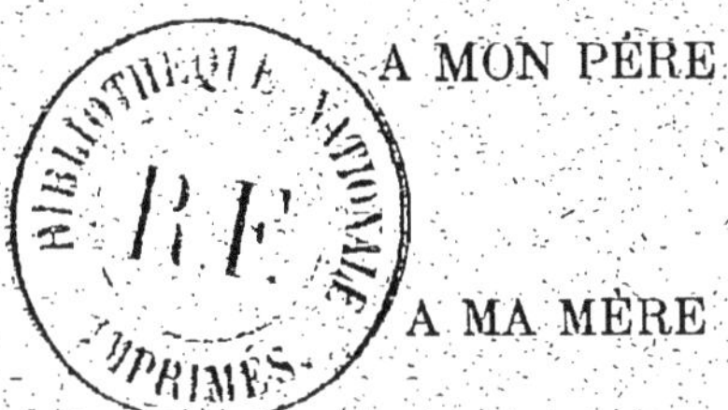

A MON PÈRE

A MA MÈRE

A MA SŒUR

A MON FRÈRE

A MES PARENTS

A MES AMIS

A MES MAITRES

MONSIEUR LE DOCTEUR VARIOT

Médecin des hôpitaux.

MONSIEUR LE DOCTEUR MUSELIER

Médecin des hôpitaux,
Chevalier de la Légion d'honneur.

MONSIEUR LE DOCTEUR TROISIER

Professeur agrégé à la Faculté de médecine,
Médecin des hôpitaux,
Membre de l'Académie de médecine,
Chevalier de la Légion d'honneur.

MONSIEUR LE DOCTEUR LEPAGE

Professeur agrégé à la Faculté de médecine,
Médecin-accoucheur des hôpitaux,
Chevalier de la Légion d'honneur.

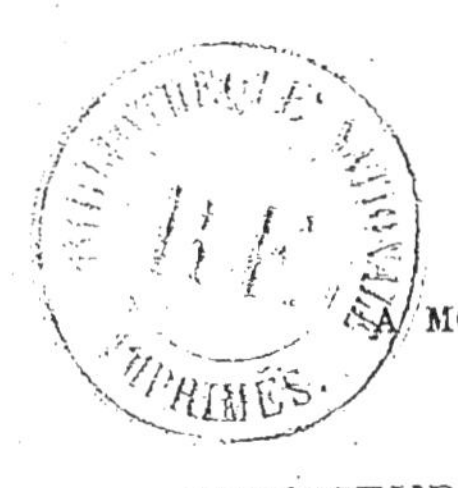

A MON PRÉSIDENT DE THÈSE

MONSIEUR LE PROFESSEUR HUTINEL

Médecin des hôpitaux,
Membre de l'Académie de Médecine,
Chevalier de la Légion d'honneur.

CONTRIBUTION A L'ÉTUDE

DE

L'INFLUENCE DE L'ÉRUPTION DENTAIRE

Sur la Croissance chez les Nourrissons

Avant d'aborder l'exposé de notre thèse, notre premier devoir est d'adresser nos plus sincères remerciements à M. le docteur Variot à qui nous devons l'idée de ce travail. Nous lui garderons toujours une profonde reconnaissance pour la bienveillance qu'il nous témoigna lorsque nous fûmes externe dans son service au pavillon de la diphtérie à l'hôpital Trousseau et pour l'accueil si paternel qu'il nous réserva en maintes circonstances.

Merci également à M. le docteur Dreyfus-Brissac, à M. le professeur Landouzy qui guidèrent nos premiers pas en médecine.

Au cours de notre externat, nous avons suivi les services de M. le docteur Muselier et de M. le docteur Troisier : nous leur garderons toujours un souvenir reconnaissant.

En nous permettant de prolonger notre stage à la maternité de la Pitié, M. le docteur Lepage nous a permis d'augmenter nos connaissances en obstétrique, nous n'oublierons jamais la bonté qu'il ne cessa de nous témoigner.

Enfin nous remercions M. le professeur Hutinel de l'honneur qu'il nous a fait en acceptant la présidence de notre thèse.

Avant-propos.

Il est une méthode excessivement pratique, méthode qui permet à toutes les mères de se rendre compte d'une manière précise de l'état de santé d'un nouveau-né : c'est la méthode des pesées.

Un enfant né à terme pèse en moyenne 3 kilogr. à 3 kilogr. 250. Il perd de 100 à 300 grammes pendant les trois premiers jours de sa vie. Soumis à une alimentation méthodiquement réglée et à une hygiène rigoureuse, l'enfant doit augmenter régulièrement de poids. L'augmentation est en moyenne de 20 à 30 gr. par jour pendant les cinq premiers mois, elle n'est plus que de 10 à 15 grammes pendant les mois suivants. La balance indique-t-elle que le poids de l'enfant reste stationnaire ou qu'il diminue : c'est que l'enfant souffre. D'où la nécessité de peser au moins une fois par semaine l'enfant.

Les causes qui peuvent arrêter momentanément la croissance chez un nouveau-né sont multiples : parmi elles il faut laisser une place au travail de dentition, celui-ci étant envisagé rigoureusement seul.

Introduction.

Il nous a été donné d'assister au Dispensaire de Belleville à la consultation des nourrissons faite par M. Variot et de voir les merveilleux résultats qui y sont obtenus.

D'autre part ces consultations constituent des champs d'observations très riches : chaque enfant, dès sa première visite, est inscrit sur une fiche qui reste au Dispensaire et qui enregistre les phases de sa maladie et de son traitement : tous les huit jours, il doit être présenté à la consultation et pesé au Dispensaire.

C'est à cette source que nous avons pu puiser, grâce à la bienveillance de M. Variot qui a bien voulu nous permettre de retirer de ces fiches tous les renseignements qui pouvaient nous être utiles.

Dans la première partie de ce travail, nous passerons rapidement en revue les opinions qui ont été émises sur l'influence de l'évolution dentaire sur la santé des nouveau-nés.

Nous montrerons ensuite la fréquence du retentissement de cette évolution sur la croissance des nourrissons et les conclusions qui peuvent en être tirées.

Nous exposerons enfin les observations que nous avons pu recueillir au cours de nos recherches dans les fiches du Dispensaire.

Historique.

La dentition est une des questions qui ont soulevé les polémiques les plus ardentes et fait émettre les opinions les plus opposées. Son histoire peut se diviser en trois grandes périodes. Dans la première qui s'étend depuis Hippocrate jusqu'à la fin du siècle dernier, la période de la dentition était considérée comme la plus critique de la première enfance et la dentition était regardée comme la cause directe de la plupart des maladies qui l'accablent.

Tour à tour Hippocrate (1), Duverney (2), Haller (3), Rosen de Rosenstein (4), Girtanner et Hunter (5), décrivent la dentition et ses accidents. Pour ce dernier, les

(1) Hippocrate, Aphorismes, section III.
(2) Mémoire de l'Académie des sciences, 1689.
(3) Elementa physiologica corporis humani, 1764.
(4) Maladies des enfants, 1787.
(5) Traité de la dentition, 1728.

accidents ne sauraient être imputables à aucune autre cause, puisqu'ils cessent d'ordinaire après l'éruption.

Bunon, Fauchard, Baumes (1) développèrent à peu près les mêmes idées ; leurs divergences ne portaient que sur des questions de détail.

Il faut arriver à Serres, en 1817, pour trouver la première protestation contre les théories jusque là émises. C'est là le début de la deuxième période qui s'étendra jusqu'en 1880, date où parut dans les *Archives générales de médecine*, le mémoire de M. Magitot : La première dentition, son évolution physiologique, ses maladies.

Henke admet que dans la plupart des cas, l'évolution dentaire est un phénomène naturel dont l'enfant n'a pas conscience, mais elle peut subir des modifications pathologiques.

« On peut, dit Bednar (2), observer au cours d'une dentition difficile un très grand nombre d'accidents, mais cela ne veut pas dire qu'il existe entre l'éruption et eux un rapport de causalité. »

Trousseau à la même époque concluait de la manière suivante : « La dentition peut provoquer des accidents locaux, mais on ne peut guère lui attribuer tous les accidents de cette période, et il vaut mieux en chercher la cause dans une alimentation défectueuse. »

En même temps, Wichmann donnait en Allemagne le

(1) Convulsions dans l'enfance, 1789.

(2) Citations tirées du livre de M. Poinsot : Les accidents de la première dentition.

signal de protestation contre les théories anciennes. « On ne pourra raisonnablement parler de la dentition, disait-il, que lorsqu'il sera impossible de découvrir aucune autre cause. »

Mais ce fut Politzer qui se montra l'adversaire le plus ardent des théories hippocratistes. « On répète souvent que la dentition et une nourriture mal appropriée causent habituellement la diarrhée des enfants, la nourriture mal appropriée la cause seule ; jamais, au grand jamais, la dentition ne la produit. »

Fleichmann, en Autriche, croyait aussi à l'innocuité dentaire.

Ainsi donc pendant cette deuxième période les théories hippocratiques étaient déjà bien discutées.

La troisième période commence en 1880 avec le mémoire de M. Magitot. « Je me suis efforcé, concluait-il à la fin de son travail, de montrer par une série d'observations et même d'expériences que la première dentition, si communément invoquée dans l'explication des affections les plus diverses de la première enfance, devait être considérée comme leur étant absolument étrangère. »

La thèse de M. Lévêque en 1881 : « Mécanisme et accidents de l'éruption dentaire », consacrait les mêmes idées.

M. Comby, dans un mémoire adressé à l'Académie de médecine en 1888, distinguait l'éruption normale et l'éruption pathologique, mais il repoussait les accidents généraux.

En 1892, à la suite d'un rapport de M. Ollivier sur

un travail du docteur Chaumier de Tours, M. Magitot proposa de rayer les accidents de dentition du cadre de la pathologie infantile.

Huit jours après, M. Pamard, d'Avignon, y répondait par la communication suivante : « Tout travail de dentition s'accompagne d'un trouble de la santé de l'enfant... La preuve, c'est que l'augmentation de poids qui se produit régulièrement et graduellement s'arrête au moment des éruptions dentaires : elle reprend son mouvement ascensionnel pendant la période de calme qui suit ; 2° dans les climats froids et dans les saisons froides, tout travail dentaire s'accompagne de phénomènes réflexes du côté des organes respiratoires ; 3° dans les climats chauds et dans les saisons chaudes, tout travail dentaire s'accompagne de phénomènes réflexes du côté de l'appareil digestif ; 4° tout enfant en période d'évolution dentaire est un malade. » Cette communication fut approuvée par plusieurs membres éminents de l'Académie, parmi lesquels il faut citer MM. Leroy de Méricourt, Peter, Hardy, C. Paul.

En 1893, M. Poinsot faisait paraître un ouvrage dans lequel il distinguait les dentitions normales des dentitions pathologiques, celles-ci pouvant devenir la source de troubles réflexes ; il considérait le rachitisme comme étant la cause principale des anomalies de dentition.

Peu de temps après, M. Mahieu (1) faisait paraître une

(1) Docteur Mahieu, Thèse de Paris. Première dentition. Evolution dentaire.

thèse dans laquelle il admettait les accidents locaux et généraux.

Dans un travail présenté au Congrès dentaire tenu à Bordeaux en 1895 et intitulé : « De la douleur de la dentition, son traitement par la teinture d'iode », M. Loup analysait la douleur produite par la percée d'une dent, et préconisait l'emploi de la teinture d'iode pour la calmer.

« On a attribué à la dentition, écrivait M. Auvard, dans le *Nourrisson*, la plupart des accidents qui peuvent survenir pendant les premières années de la vie, pathogénie complaisante dont la réalité n'est pas démontrée. »

Enfin on lit dans les Cliniques du professeur Ausset de Lille : « Il n'est pas toujours facile de prouver qu'il y a un étroit rapport de cause à effet entre l'accident et la sortie de la dent. Souvent l'un ou l'autre n'est qu'un épiphénomène et vous vous trouverez bien embarrassé pour dire si tel ou tel symptôme dépend uniquement de cette dent qui veut sortir. Parce que vous avez constaté l'apparition d'une maladie dans le cours de l'évolution dentaire, vous n'avez pas pour cela le droit de conclure qu'elle est la conséquence de ce travail physiologique. » Plus loin le savant professeur s'exprime ainsi : « Si vous avez le soin de faire peser régulièrement les enfants, vous vous apercevrez que les enfants, au moment de la poussée dentaire, maigrissent, qu'ils deviennent pâles, que leurs tissus perdent une partie de leur fermeté.

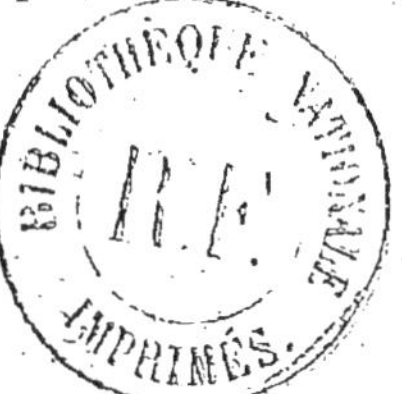

Voilà ce que nous observons dans le plus grand nombre de cas ; puis tout s'arrêtera là et une fois la dent sortie, l'enfant revient à la santé. »

Dans la dernière édition du *Traité des maladies de l'enfance*, M. Comby admet les troubles locaux, mais ne reconnaît pas les accidents généraux.

Dans le *Nourrisson*, M. Budin s'est surtout attaché à montrer l'arrêt momentané de la croissance chez les enfants au moment du travail dentaire.

Comme nous venons de le voir, les opinions des auteurs diffèrent donc encore. Les uns ne veulent voir aucune relation entre certaines affections et l'évolution des dents ; pour eux cette évolution étant un phénomène physiologique doit être rayée du cadre de la pathologie. Les autres, sans nier les accidents généraux de la dentition, font les plus expresses réserves.

Fréquence de l'arrêt de croissance chez les nourrissons en rapport avec l'éruption dentaire.

Pour établir la fréquence de l'influence de l'éruption dentaire sur la croissance des nouveau-nés, nous avons demandé à notre Maître, M. le docteur Variot, l'autorisation de consulter les fiches de consultation du Dispensaire de Belleville où le chiffre des consultations de nourrissons est enmoyenne de quatre-vingts à cent suivant l'époque de l'année.

Nous avons laissé de côté un certain nombre d'observations où l'arrêt de la croissance coïncidait bien, il est vrai, avec l'éruption dentaire ; mais il s'agissait en même temps de troubles soit du côté des voies respiratoires, soit du côté des voies digestives. Nous n'avons donc retenu que celles où l'arrêt de la croissance était ûd manifestement à l'influence du travail dentaire. Nous avons pu examiner 280 fiches, et sur ce nombre nous avons souligné vingt-quatre observations qui nous paraissaient incontestablement concluantes : cette proportion est importante à considérer, mais elle est encore au-dessous de la réalité ; car bon nombre d'enfants ont cessé de venir au bout de peu de temps. De nos recherches il résulte que, pour cent nourrissons, huit ont présenté des troubles temporaires consistant en une dimition de poids, pour laquelle il est impossible d'invoquer une autre cause que l'évolution dentaire.

Les vingt-quatre premières observations que nous publions ont été extraites par nous-même des fiches du Dispensaire ; les dix suivantes sont dues au travail de M. le docteur Laumonier et M. Variot a bien voulu nous autoriser à les publier.

Nous ferons observer que la proportion que nous avons obtenue est sensiblement la même que celle obtenue par M. Laumonier (42 cas pour 500).

Influence de l'éruption dentaire sur la croissance chez les nouveau-nés.

Dans ses leçons cliniques sur les maladies des enfants, Henoch s'exprime ainsi : « La plupart des enfants qui font leurs dents sont, pendant l'éruption d'un groupe, de mauvaise humeur ; ils éprouvent des douleurs, ont un sommeil agité, et leur poids cesse un peu d'augmenter. »

Nous allons donc voir de quelle façon, dans les cas que nous avons relevés, les nouveau-nés subissent le contre-coup de cet état physiologique.

Certains enfants qui gagnaient auparavant 10 à 15 grammes par jour, restent stationnaires dans les jours qui correspondent à la percée d'une dent. Dans l'observation XVI que nous rapportons plus loin, le poids de G... Suzanne est resté stationnaire pendant cinq semaines, du 6 juillet au 17 août ; pendant ce laps de temps, trois dents étaient apparues.

Chez d'autres enfants au contraire, la diminution de poids est assez considérable. L'observation XXVIII est instructive à cet égard, et l'influence de l'éruption dentaire est incontestable. Dans la période s'étendant du 5 novembre au 12 novembre, c'est-à-dire en sept jours, le poids de B... Paul a diminué de 260 grammes : dès que la dent fut sortie, il revint à son poids normal. Le même phénomène devait se produire chez lui dès qu'une dent était sur le point de sortir.

Chez d'autres enfants enfin, l'augmentation de poids est notablement inférieure à celle qui se produisait avant la percée de la dent. Dans l'observation XI, S... André augmente de 100 grammes en quinze jours, du 19 janvier au 9 février. Dans les quinze jours consécutifs et qui sont marqués par la percée de la dent, l'augmentation de poids est seulement de 20 grammes.

Telles sont les différentes manifestations que l'observation fait constater chez les enfants en puissance d'évolution dentaire, et que l'analyse la plus minutieuse permet de rapporter à cette évolution. Nous sommes donc autorisé à dire que sous l'influence de l'éruption dentaire, la croissance d'un nouveau-né se trouve momentanément arrêtée. Dans la majorité des cas, ces accidents sont passagers, et le développement de l'enfant reprend normalement dès que cette période est passée.

En présence de ces faits, il est intéressant de chercher à en tirer une conclusion. Sans vouloir faire, comme M. Pamard, de tout enfant en puissance d'évolution dentaire un malade, il est juste d'admettre que l'organisme si frêle et si susceptible de l'enfant est influencé par le travail de dentition, l'arrêt momentané de la croissance en est la preuve. D'autre part il faut bien reconnaître la fréquence du grand nombre des affections qui frappent l'enfant pendant la dentition. Mais combien de fois les accidents ne sont-ils pas imputables à la faiblesse de la mère ! Celle-ci, inquiète, voit son enfant souffrir ; il est agité, il pleure, la nuit il ne dort pas. Pour le calmer, elle lui donne le sein ou le biberon ; la suralimentation ne tarde pas à accomplir son œuvre, les troubles digestifs éclatent. Dans d'autres cas, c'est le sevrage qu'il faut incriminer. « Déclarez, disait Trousseau, que l'enfant doit téter jusqu'à seize dents ». Mais si l'enfant jouit d'une solide constitution, s'il a été soumis à une alimentation méthodiquement réglée et à une bonne hygiène, il sera bien préparé pour supporter ce travail d'évolution dentaire, et la période tant redoutée des mères se passera heureusement. Pendant cette période la mère devra redoubler de précautions ; car l'enfant est dans un état fébrile, il souffre, il est plus susceptible : et il ne faut pas oublier que toute indisposition, si légère qu'elle soit, qui à une autre époque serait passée presque inaperçue, peut avoir des conséquences plus graves par suite de l'état dans lequel se trouve l'enfant. Chez les enfants qui présentent une tare héréditaire ou qui sont affaiblis par une alimentation mauvaise ou une mauvaise hygiène, la situation sera plus dangereuse (1). « Lorsque la croissance évolue sur un terrain taré par l'hérédité ou par le milieu, ou encore par ces deux causes à la fois, qu'arrive-t-il ? C'est que ne trouvant pas dans la nutrition les matériaux comme quantité et comme qualité, dont elle a besoin pour la constitution des éléments de nouvelle formation, la croissance va se faire suivant un type anormal ; et comme les lois de la croissance sont fatales, nécessaires, la croissance se fait quand même et comme elle peut. Il en résulte que les éléments anatomiques sont formés à l'aide de substances anormales... Dès lors, suivant les localisations, les troubles fonctionnels apparaissent. »

(1) Docteur Springer, De la croissance, son rôle en pathologie. Thèse, Paris, 1890.

Documents justificatifs.

Observation I

W... René, né le 5 mai 1899. Au sein jusqu'à 8 mois ; allaitement mixte ensuite.

Age	date	poids	observations
8 mois	5 janvier 1900	7.450	
	19 —	7.500	
	2 février	7.800	A percé cinq dents en cinq semaines.
9 mois	16 —	7.800	
	2 mars	7.900	
10 mois	23 —	8.000	
10 m. 1/2	20 avril	8.300	

Observation II

G... Emilienne, née le 15 juin 1900. Enfant revenant de nourrice, a 18 mois. Ne marche pas encore ; a 7 dents. Chapelet costal. Fontanelle non fermée.

18 mois	20 décembre	7 570	
	27 —	7.620	
	10 janvier	7.700	
19 mois	25 —	7.700	A percé une dent, la 8e.
	7 février	8.350	
20 mois	14 —	8.220	A percé la 9e dent.
	28 —	8.300	

Observation III

L... Juliette, née le 27 avril 1900 ; au biberon dès la naissance (lait stérilisé).

Age	date	poids	observations
4 m. 1/2	5 octobre	8.000	
	19 —	8.400	
	2 novembre	8.800	
	16 —	9.000	
6 mois	23 —	8.850	A percé deux dents.
	30 —	9.150	
	14 décembre	9.500	
7 mois	28 —	9.400	
	4 janvier	9.250	A percé une dent.
	11 —	9.200	
	18 —	9.400	
	8 février	10.000	
9 mois	22 —	10.100	Deux dents.
	8 mars	10.450	
10 mois	22 —	10.580	

Observation IV

A... Charlotte, née le 4 janvier 1901. Allaitement mixte.

9 m. 1/2	17 septembre	7.250	L'enfant va percer la 1re dent.
	27 —	7.300	La dent a percé.
10 mois	4 octobre	7.620	
	25 —	7.500	Percée de dents.
	22 novembre	7.875	
	29 —	7.850	
	27 décembre	8.050	

Age	date	poids	observations
	25 janvier	8.200	Vomissements.
	31 —	8.250	
13 mois	7 février	8.275	
	28 —	8.050	5e dent.
	14 mars	7.920	
	18 avril	8.300	

Observation V

A... Fernande, née le 27 juillet 1898. Au sein le premier mois, au lait stérilisé ensuite.

	13 janvier 1899	5.370	
6 mois	27 —	5.460	L'enfant perce 2 dents.
	4 février	5.460	Les dents ont percé.
	10 —	5.660	
7 mois	24 —	5.640	A percé deux dents.
	10 mars	7.890	
	24 —	5.700	Diarrhée.
8 mois	31 —	5.750	
	21 avril	5.700	Deux autres dents.
9 mois	29 —	5.740	

Observation VI

G... Henri, né le 11 octobre 1898. Elevé au sein pendant 6 mois, au lait stérilisé ensuite.

	20 octobre	7.420	
	27 —	7.500	
13 mois	17 novembre	7.500	A percé deux dents.

Age	date	poids	observations
	2 janvier	8.200	
	26 —	8.250	5e dent.
	23 février	8.300	6e dent.
	16 mars	8.500	
	13 avril	8.800	
	27 —	8.900	
19 mois	18 —	9.000	7e deut.
	8 juin	9.250	8e dent.
	29 —	9.200	9e dent.
	27 juillet	9.250	
	24 août	9.500	10e dent.
	7 septembre	9.850	
	21 —	9.900	14 dents.
	2 octobre	9.900	
2 ans	21 —	10.050	16 dents.

Observation VII

D... Edouard, né le 24 mars 1901. Elevé au sein jusqu'à 7 mois, au lait stérilisé ensuite.

	6 décembre	7.850	Six dents en six semaines. Pas d'accident.
9 mois	20 —	7.650	
	27 —	7.775	
	10 janvier	8.050	
	17 —	7.900	
10 m. 1/2	4 février	8.050	

Observation VIII

C... Marcelle, née le 28 décembre 1900. Au sein jusqu'à 9 mois, en nourrice à la campagne ensuite.

Age	date	poids	observations
	11 avril 1902	8.220	
16 mois	2 mai	8.520	
	16 —	8.750	
	30 —	8.550	Deux dents ont percé cette semaine.
17 mois	6 juin	8.850	

Observation IX

C... Henri, né le 13 janvier 1901, élevé au biberon au lait stérilisé.

	7 juin	6.000	
6 mois	14 —	6.100	
	28 —	6,450	
	5 juillet	6.670	
7 mois	11 —	6.500	L'enfant va percer deux dents.
	19 —	6.470	Les dents ont percé.
	26 —	6.800	

Observation X

B... Robert, né le 20 mai 1901, élevé au biberon au lait stérilisé.

Age	date	poids	observations
6 mois	22 novembre	6.650	
	29 —	6.750	
	13 décembre	7.100	
7 mois	20 —	7.470	
	3 janvier	7.350	Diarrhée.
	10 —	7.520	La diarrhée a cessé.
8 mois	25 —	7.630	A percé la 1re dent.
	7 février	7.500	2e dent.
	21 —	7.550	

Observation XI

S... André, né le 9 juin 1899. Elevé au biberon au lait stérilisé.

7 mois	5 janvier	7.600	
	12 —	7.850	
8 mois	9 février	7.950	
	23 —	7.970	Percée de la 1re dent.
9 mois	9 mars	8.100	
	23 —	8.150	Deux dents vont percer.
10 mois	6 avril	8.250	

Observation XII

F... Marcelle, née le 1er avril 1899. Elevée au biberon au lait stérilisé.

Age	date	poids	observations
5 mois	1er septembre	4.580	
	3 novembre	6.400	
	22 décembre	7.700	
9 mois	5 janvier	6.850	
	19 —	6.800	Une dent.
10 mois	2 février	6.850	Une autre dent.
	16 —	6.900	
11 mois	2 mars	7.100	Deux dents.
	30 —	7.500	
	20 avril	7.200	Une dent.
	27 —	7.400	
13 m. 1/2	10 mai	7.610	

Observation XIII

L... Alphonse, né le 6 janvier 1900. Elevé au sein.

9 mois	12 octobre	6.900	
	26 —	7.200	
10 mois	2 novembre	7.100	A percé deux dents.
	16 —	7.300	
	23 —	7.350	

Observation XIV

C... Georges, né le 25 mai 1901. Elevé au sein jusqu'à 8 mois, au lait stérilisé ensuite.

Age	date	poids	observations
10 mois	21 mars	6.550	
	4 avril	6.920	
	18 —	6.900	
11 mois	25 —	6.725	Vomissements et diarrhée.
	2 mai	6.820	Les vomissements et la diarrhée ont cessé.
	9 —	6.770	Percée de deux dents.
12 mois	16 —	6.900	Fontanelle incomplètement fermée.

Observation XV

C... Alfred, né le 6 juillet 1901. Elevé au biberon.

6 mois	10 janvier	8.675	
	7 février	9.050	Vomissements.
	14 —	9.100	
	28 —	9.250	
	21 mars	9.200	Une dent.
9 mois	4 avril	9.350	
	18 —	9.470	
	2 mai	9.470	A percé trois dents.
10 mois	16 —	9.500	

Observation XVI

G... Suzanne, née le 31 mars 1899. Elevée au biberon.

Age	date	poids	observations
9 mois	22 décembre	7.250	
	5 janvier	7.450	
	19 désembre	7.800	
	2 février	7.960	
	16 —	7.370	Une dent.
	2 mars	7.770	
12 m. 1/2	13 avril	8.450	
	8 juin	8.800	
	6 juillet	9.050	Une dent.
	27 —	9.050	
	17 août	9.050	Deux dents.
	7 septembre	9.400	

Observation XVII

C... Suzanne, née le 22 septembre 1898. Nourrie au sein.

8 mois	26 mai	7.240	
	2 juin	7.500	
	9 —	7.570	
	16 —	7.570	Percée de deux incisives inférieures.
9 mois	23 —	7.770	
	30 —	7.650	Diarrhée légère.
	15 juillet	7.820	
	21 —	8.000	
10 mois	28 —	8.040	Une dent.
	6 août	8.140	

Observation XVIII

M... Andrée, née le 1er juillet 1900. Elevée au sein.

Age	date	poids	observations
	16 novembre	5.000	
	30 —	5.100	
	14 décembre	5.300	
6 mois	28 —	5.250	Une dent.
	4 janvier	5.450	
	11 —	5.450	Deux dents.
7 mois	1er février	5.550	
	22 —	5.700	

Observation XIX

S... Georgette, née le 30 mars 1900. Elevée au sein pendant 2 mois, au lait stérilisé ensuite.

8 m. 1/2	14 décembre	8.900	
	27 janvier	9.400	
	22 février	9.610	
12 mois	15 mars	9.500	Perce deux dents.
	12 avril	9.850	

Observation XX

M... Germaine, née le 2 mai 1900. Enfant née à 8 mois. Très petite à la naissance. Au sein jusqu'à 4 mois ; à partir de cette époque lait stérilisé le jour, le sein la nuit.

9 mois	7 février	6.480	Pas de dents à 9 mois.
	28 —	6.750	

Age	date	poids	observations
	14 février	6.730	Vomissements et diarrhée.
	21 —	6.900	
	28 mars	6.850	Première dent.
11 mois	4 avril	6.850	
	11 avril	7.020	
	25 —	7.050	
12 mois	9 mai	7.100	2 dents à 1 an.
	16 —	7.320	
	30 —	7.370	

Obsrevation XXI

R... Denise, née le 1er décembre 1900. Elevée au sein jusqu'à 13 mois.

14 mois	31 janvier	9.150	12 dents.
	7 février	9.170	
	14 —	9.180	
	21 —	9.070	Un peu de diarrhée.
15 mois	28 —	9.320	
	7 mars	9.200	14 dents.
	21 —	9.250	
	4 avril	9.050	Diarrhée.
	18 —	9.350	
	2 mai	9.350	16 dents.
	23 —	9.425	
	6 juin	9.500	

Observation XXII

P... Raymonde, née le 5 juillet 1901. Au sein les 15 premiers jours, au biberon ensuite.

Age	date	poids	observations
7 mois	6 février	7.000	
	2 mars	7.350	
	23 —	7.350	
9 mois	6 avril	7.300	A percé sa 1re dent.
	27 —	7.550	
	18 mai	7.300	Deuxième dent.
	1er juin	7.550	

Observation XXIII

B... Robert, né le 23 avril 1900. Au biberon dès la naissance. Né à 8 mois.

8 mois	28 décembre	6.250	
	4 janvier	6.200	Diarrhée.
	8 février	6.250	
	1er mars	6.400	
11 mois	22 —	6.450	A percé deux dents.
	19 avril	6.650	
	10 mai	6.600	Deux autres dents.
	31 —	6.800	

Observation XXIV

F... Henriette, née le 14 novembre 1898. Au lait stérilisé, la mère n'ayant pas assez de lait.

Age	date	poids	observations
	2 juillet	6.620	
	4 août	6.800	
9 mois	18 —	6.820	A percé une dent
	25 —	6.720	Deux dents.
	1 septembre	6.900	
	29 —	7.200	
12 mois	17 novembre	8.070	
	1 décembre	8.250	
	22 —	8.250	Une dent.
	5 janvier	8.600	

Observation XXV

S... Albert, né le 25 mars 1898.

Age	date	poids	observations
7 mois	25 novembre	7.930	
	2 décembre	7.930	4 dents depuis l'âge de six mois.
	9 —	8.050	
	16 —	8.060	
	23 —	8.050	Une dent.
	6 janvier	8.250	
	13 —	8.180	Une dent.
	20 —	8.350	
	10 —	8.580	

Observation XXVI

H... Louis, né le 18 octobre 1897.

Age	date	poids	observations
13 mois	18 novembre	7.470	
	25 —	7.260	Une dent.
	16 décembre	7.920	
	23 —	8.070	
	30 —	7.870	Deux grosses dents.
	6 janvier	8.100	
15 mois	13 —	8.020	Une grosse dent, la 11e depuis 3 mois. Pas de diarrhée.
	20 —	8.100	
	27 —	8.350	12e dent.
	10 février	8.600	Une grosse dent. Un peu de diarrhée.
16 mois	17 —	8.600	14e dent.
	24 —	8.800	

Observation XXVII

B... Paul, né le 5 décembre 1896.

11 mois	5 novembre.	8.480	
	12 —	8.220	Une dent molaire.
	19 —	8.480	
	3 décembre	8.360	Percée d'une dent.
	18 février	8.620	
	4 mars	8.450	Deux œillères.
	11 —	8,730	

Age	date	poids	observations
16 mois	29 avril	8.840	
	13 mai	8.780	Percée d'une dent.
	20 mai	9.080	
21 mois	30 septembre	9.090	
	7 octobre	9.250	4 dents ont percé.
	21 —	9.570	

Observation XXVIII

D... Ernest, né le 21 novembre 1896.

14 mois	21 janvier 1898	11.070	
	4 février	10.990	
	18 —	10.770	Eruption dentaire.
	18 mars	11.030	
	15 avril	11.250	Développement continue sans accidents.

Observation XXIX

R... Germaine, née le 18 septembre 1896.

15 mois	28 février 1898	6.520	
	25 —	6.820	
	4 mars	6.780	Grande irritabilité. Deux dents.
16 mars	18 mars	7.410	
	15 avril	8.030	
	22 —	7.950	4e dent.
	27 —	7.920	
	20 mai	8.370	
	17 juin	9.000	Développement continu.

Observation XXX

M... Charles, né le 26 février 1897.

Age	date	poids	observations
8 mois	29 octobre 1897	7.880	
	5 novembre	7.840	Deux dents.
	12 —	8.230	
	13 janvier	8.580	
	3 juin	10.100	
	24 —	10.290	
	5 août	9.980	Embarras gastrique. Rougeole. Percée de dents.
	12 août	9.890	
	16 septembre	10.290	

Observation XXXI

S... Ferdinand, né le 2 novembre 1897.

14 mois	2 janvier 1898	9.300	
	21 —	9.140	Percée de dents.
	28 —	9.340	
	6 mai	9.540	
	8 juillet	9.750	
	22 —	9.710	Deux œillères.
20 mois	5 août	9.790	
	7 octobre	10.080	Développement continue.

Observation XXXII

A... Germaine, née le 5 juin 1896.

Age	date	poids	observations
8 mois	5 février	7.760	
	12 —	7.660	La 1re dent apparaît.
	19 —	7.740	
	6 avril	9.900	
11 mois	15 mai	8.560	
	18 —	8.240	Vomissements. Diarrhée.
	22 —	8.420	Eruption d'une incisive inférieure.
	28 —	8.600	Vomissements arrêtés.
13 mois	9 juillet	8.900	
	16 —	8.810	Deux dents.
17 mois	12 novembre	9.340	
	19 —	9.250	Les incisives ne sont pas toutes sorties.
25 mois	8 juillet 1898	10.500	
	22 —	10.100	Les dernières dents sortent.
	5 août	10.640	

Observation XXXIII

P... Ferdinand, né le 6 juillet 1898.

Age	date	poids	observations
6 mois	6 janvier 1899	5.990	
	13 —	6.220	Percée de la 1re dent.
	20 —	6.280	
	27 —	6.250	2e dent.
	17 février	6.500	
8 mois	24 —	6.310	3e dent.

Observation XXXIV

P... Louis, né le 6 mars 1898.

Age	date	poids	observations
10 mois	6 janvier 1899	5.210	
	20 —	5.510	
	10 février	5.320	Une dent.
	17 —	5.340	Une autre dent
	24 —	5.500	

Conclusions

I. Un enfant né à terme, soumis à une alimentation méthodiquement réglée et à une hygiène rigoureuse, doit régulièrement augmenter de poids pendant sa première année.

II. Parmi les causes nombreuses qui peuvent arrêter momentanément la croissance chez un nouveau-né, il faut laisser une place importante au travail de dentition, celui-ci étant envisagé rigoureusement seul.

III. La croissance momentanément arrêtée reprend sa marche ascensionnelle après la percée de la dent.

IV. L'arrêt momentané de croissance est relativement fréquent sous l'influence de l'évolution dentaire : de nos recherches il résulte que 8 nourrissons pour 100 ont présenté ces troubles temporaires.

V. Ce travail de dentition met l'organisme de l'enfant dans un état d'infériorité, et ne lui permet plus de réagir aussi efficacement contre les infections de toutes sortes.

VI. L'enfant sera préparé au travail de dentition par une alimentation méthodiquement réglée et une bonne hygiène, ces préceptes seront suivis plus rigoureusement encore pendant la percée de la dent.

INDEX BIBLIOGRAPHIQUE

TROUSSEAU. — Clinique médicale de l'Hôtel-Dieu, t. II.

COMBY. — La première dentition. Archives générales de médecine, 1888.

BUDIN. — Le nourrisson. Hygiène et alimentation, 1899.

BUDIN. — Femmes en couches et nouveau-nés. 1897.

POINSOT. — Les accidents de la première dentition, 1892.

Archives générales de médecine, 1888.

Bulletin de l'Académie de médecine (1892, juillet).

G. VARIOT. — Journal de clinique et de thérapeutique infantile, 1899.

GRANCHER, COMBY et MARFAN. — Traité des maladies des enfants, t. I.

AUVARD. — Le nouveau-né. Hygiène et allaitement, 1898.

AUSSET. — Leçons cliniques de la Faculté de Lille, 1898.

BESSON. — Thèse de Paris, 1899.

TROUSSEAU. — Journal des connaissances médico-chirurgicales, 1841 et 1848.

RILLIET et BARTHEZ. — Traité des maladies de l'enfance, 1843.

HÉNOCH. — Leçons cliniques sur les maladies des enfants. Traduit de l'allemand par le docteur Hendrix, 1885.

LEVÊQUE. — Mécanisme et accidents de la première dentition. Thèse, Paris, 1881.

Dictionnaire des sciences médicales. Article : dents.

Docteur SPRINGER. — De la croissance, son rôle en pathologie. Thèse, Paris, 1890.

MATHIEU. — Première dentition, évolution dentaire. Thèse, Paris, 1892.

MAGITOT. — Dictionnaire encyclopédique des sciences médicales : art. Dentition.

LOUP. — Compte rendu du premier congrès dentaire national tenu à Bordeaux, 1895.

IMPRIMERIE F. DEVERDUN, BUZANÇAIS (INDRE).

www.ingramcontent.com/pod-product-compliance
Ingram Content Group UK Ltd.
Pitfield, Milton Keynes, MK11 3LW, UK
UKHW021130230726
13926UKWH00002B/698